SAXON-LES-BAINS

(VALAIS — SUISSE)

GUIDE

DU

BAIGNEUR & DU TOURISTE

SION

IMPRIMERIE F. AYMON

1892

SAXON-LES-BAINS

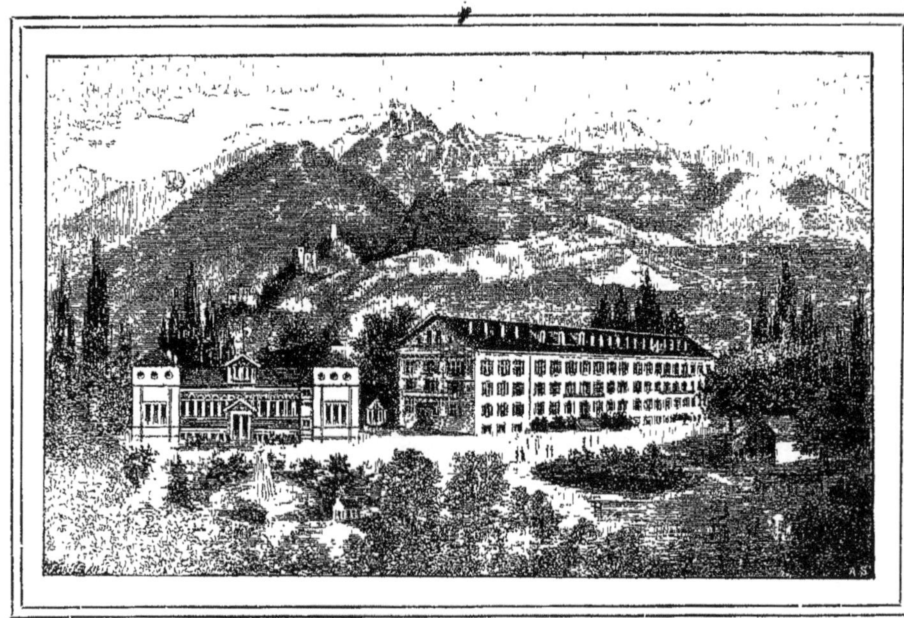

VALAIS (SUISSE)

SAXON-LES-BAINS

(Valais — Suisse)

GUIDE DU BAIGNEUR

ET DU TOURISTE

SION

IMPRIMERIE ET LITHOGRAPHIE F. AYMON

1892

SAXON-LES-BAINS

CHAPITRE I

Historique. — Description générale.

Une croyance généralement accréditée dit que la source de Saxon se trouvait primitivement à Bagnes, vallée située sur le versant sud du massif de la Pierre-à-Voir. Les cohortes romaines venaient y chercher la guérison de leurs blessures, et l'endroit en avait tiré son nom *(bagni : bains)*.

Un bouleversement du sol, suite de tremblements de terre, l'aurait fait disparaître pendant des années, pour la faire jaillir ensuite à Saxon.

Depuis bien longtemps déjà, les gens du pays recommandaient la « Fontaine chaude » contre les maladies, et lui attribuaient toutes sortes de vertus. La reconnaissance des malades guéris était attestée par des croix de bois plantées aux environs de la source, qui prit par ce fait le nom de « Fontaine des Croix. »

Mais il n'y a guère qu'un demi-siècle que de sérieusse observations médicales ont été faites. Nous les devons au

docteur Claivaz, de Martigny ; ce profond observateur vit
de suite l'avenir que pouvait espérer la source de Saxon,
et c'est grâce à ses efforts que s'est fondé l'établissement
des bains.

Saxon est situé dans la fertile vallée du Rhône, au
centre de ces Alpes majestueuses, vers lesquelles se dirige
le flot toujours grossissant des touristes. Aussi sa position
en fait-elle un centre d'excursions les plus intéressantes
et les plus variées, que nous décrirons en quelques mots
dans un chapitre spécial.

Le village du *Vieux Saxon* s'étend en amphithéâtre au
milieu des prairies et des vignobles, sur le côteau qui
forme la base du massif de la Pierre-à-Voir. Le *Nouveau
Saxon* ou *Gottefrey* est situé au pied de ce côteau, à
côté de la station du chemin de fer et à cinq minutes de
là, dans une position isolée et complètement indépendante,
masqué aux regards curieux par des rangées d'immenses
peupliers et par un parc ombragé et touffu, se trouve
l'Etablissement des Bains de Saxon.

La position est belle, et d'une beauté toute particulière
que l'on ne rencontre peut-être pas ailleurs. On ne peut
mieux s'en rendre compte qu'en montant aux ruines du
château seigneurial qui se trouve sur une petite éminence
dominant tout l'ensemble de Saxon.

La vallée du Rhône est ici très resserrée : elle est en-
caissée au nord par le Grand-Chavallard aux flancs sauvages et presque perpendiculaires, sur lesquels l'œil est
étonné de rencontrer çà et là quelques chalets qui, parfois,
semblent privés de toute communication avec la vallée ;

la cime, aux contours nets et tranchés, dépourvue de toute
végétation, offre un coup d'œil des plus pittoresques. Plus
loin, c'est le revers du massif des Diablerets qui s'élève
à pic, comme une énorme muraille ravinée, déchiquettée,
dominant un vallon verdoyant.

Du côté sud, au contraire, tout est vert et boisé. Au-
dessus des prairies et des hameaux s'étendent de vastes.
forêts, puis les « alpages » où les troupeaux vont chercher
leur nourriture pendant les mois d'été ; seule la Pierre-à-
Voir, comme une sentinelle gigantesque émerge au-dessus
des bois.

A l'est et à l'ouest s'étendent les plaines fertiles de la
vallée, sillonnées de ce grand serpent argenté qu'on appelle
le Rhône, et entourées de tous côtés de cîmes couronnées
de neiges éternelles. Sur les flancs et aux pieds de ces
monts, séparés presque partout par des fertiles vallées ou
des gorges profondes, sont disséminés de nombreux villages,
la plupart très pittoresquement situés et qui donnent à cet
horizon imposant un caractère tout particulier.

L'air, à Saxon, est pur et vif : continuellement renou-
velé par une brise journalière, qui se lève à onze heures
pour finir vers cinq à six heures, il ne peut renfermer
aucun miasme ; *aussi les épidémies y sont-elles inconnues ;*
c'est cette même brise qui tempère les rayons d'un soleil
parfois trop ardent en été, et ne permet pas à l'air de
s'échauffer outre-mesure, même au milieu du jour et pendant les mois les plus chauds. Les matinées et les soirées
sont surtout délicieuses. Il pleut en général très peu et le
sol sèche vite.

L'Etablissement des Bains, nous l'avons dit, est complètement isolé du village : un vaste parc avec de frais ombrages et d'agréables allées entoure les corps du bâtiment : le baigneur est absolument chez lui.

L'Etablissement se compose du **Grand Hôtel des Bains** et de ses **dépendances** pouvant loger plus de 150 personnes. Il dispose de vastes appartements pour familles et, au besoin, même de villas particulières.

Quoique déjà ancien, cet hôtel offre à ses hôtes tout le confort désirable. Il contient plusieurs salons, une vaste salle à manger nouvellement restaurée, des chambres spacieuses et élégamment meublées.

Autre avantage, sur lequel on ne peut assez insister : les bains se trouvent dans l'intérieur même de l'hôtel ; outre l'agrément de ne pas perdre son temps en toilettes inutiles, on ne s'expose pas ainsi à l'air frais du dehors après son bain, ce qui offre toujours un certain danger.

Le **Casino** se trouve à deux pas de l'hôtel. Cet élégant bâtiment, construit en forme de chalet ([1]) renferme une splendide salle de théâtre et de concert, avec une scène très gentiment agencée, deux salles de billards, salons de lecture, vastes salons de conversations, salle particulière pour correspondances, etc. Un long promenoir vitré en forme l'entrée.

Le Casino possède tous les jeux de société que l'on peut désirer. Les amateurs de courses y trouveront aussi

---

[1] Le bâtiment du Casino était primitivement affecté aux jeux de hasard; depuis la fermeture de ceux-ci, il est tout entier à la disposition des baigneurs.

les petits chevaux. Le pàrc fournit le croquet, le lawn-tennis, les engins de gymnastique.

Les amateurs de pêche à la ligne trouveront dans le Rhône et ses affluents des truites renommées.

La chasse est ouverte dès le 1ᵉʳ septembre.

Et quand j'aurai ajouté qu'une bibliothèque de plus de 4000 volumes (ouvrages scientifiques, romans anciens et modernes) est gracieusement et gratuitement mise à la disposition des hôtes de Saxon, l'on avouera qu'il faut être difficile pour demander davantage d'une station de bains.

OBSERVATIONS MÉTÉOROLOGIQUES

pendant les mois de juin, juillet, août et septembre 1887 à 1891.

1887 à 1891 inclus	Pression atmosphérique moyenne	TEMPÉRATURE			Humidité 8 h. matin	Eau tombée total mm.	Nombre de jours de			Observations
		8 heures matin	2 heures soir	Moyenne			Pluie tombée	Couverts	Sereins	
Juin . .	735,4	18,4	25,4	21,9	78	33	6	7	17	*Le soleil reste à l'horizon, les jours les plus longs, de 5 1|2 h. du matin à 7 h. du soir, et au commencement de septembre de 8 h. du matin à 5 h. du soir.*
Juillet .	733,4	17	24	20,5	80	25	6	9	16	
Août .	736,6	18	23,6	20,8	81	48	7	6	18	
Septembre	735,6	13	20,8	16,9	84	24	5	5	20	
Moyenne	735,2	16,6	23,4	20	80	130	24	27	71	

CHAPITRE II

Eaux de Saxon.

a) **Composition. Propriétés physiologiques**

La composition des eaux de Saxon leur a donné une place tout à fait particulière parmi les eaux minérales. Elles sont peut-être les seules où l'iode soit l'élément actif principal ; partout ailleurs, en effet, les iodures ne sont que des principes minéralisateurs accessoires accompagnant l'élément principal qui est un carbonate, un sulfate, le plus souvent un chlorure alcalin.

Leur composition chimique est la suivante, d'après l'analyse de O. HENRY, chef des travaux chimiques de l'académie de médecine de Paris.

$$
\begin{array}{llll}
\text{Bicarbonates.} & \left\{ \begin{array}{ll} \text{de chaux} & 0{,}3200 \\ \text{de magnésie} & 0{,}0290 \end{array} \right\} & 0{,}3490 \\
\text{Iodures} & \left\{ \begin{array}{ll} \text{de calcium} & \\ \text{de magnésium} & \end{array} \right\} 0{,}1100 & \left\{ \begin{array}{l} \text{Iode pur :} \\ 0{,}0937 \end{array} \right. \\
\text{Bromures} & \left\{ \begin{array}{ll} \text{de calcium} & \\ \text{de magnésium} & \end{array} \right\} 0{,}0410 & \left\{ \begin{array}{l} \text{Brome pur :} \\ 0{,}0324 \end{array} \right. \\
\end{array}
$$

Chlorure de sodium 0,0190

$$
\text{Sulfates supposés anhydres} \left\{ \begin{array}{ll} \text{de chaux} & 0{,}0200 \\ \text{de magnésie} & 0{,}0290 \\ \text{de soude} & 0{,}0610 \end{array} \right\} \quad 0{,}3710
$$

Sel de potasse 0,0040
Acide silicique . . }
Alumine . . . . . } 0.0500
Phosphate terreux . . . . traces sensibles.
Principe arsénical . . . . indiqué et sensible.
Sel amoniacal . . . . indiqué.
Sesquioxyde de fer . . . . 0,0040.
Manganèze . . . . traces.
Matière organique azotée . . . . . très sensible.

Total par litre   0,7480.

Nous croyons intéressant de citer in extenso une autre analyse très complète faite en 1891 par M. JACQUES GONDOIN, chimiste au laboratoire des douanes à Marseille. Nous tenons à le faire, (quoique les résultats en soient moins favorables que ceux d'O. Henry), parce que l'exposé de M. Gondoin caractérise d'une manière franche et loyale cette question si délicate de la composition des eaux de Saxon.

Les résultats ci-dessous sont tous rapportés au gramme et au litre d'eau minérale.

La quantité d'acide carbonique a paru très faible, inappréciable au dosage direct. Cela provient de ce que l'eau dont on disposait était déjà ancienne et que la quantité d'acide carbonique libre, qui pouvait s'y trouver au moment de la prise de ces échantillons, s'est ou perdue par les pores du bouchon, ou, ce qui est plus probable, recombinée aux carbonates présents dans l'eau, pour former des bicarbonates solubles; l'eau n'a donné d'ailleurs aucun dépôt.

La quantité d'iode trouvée est le résultat de deux analyses consécutives, faites à deux jours d'intervalle et, comme on peut en juger, cette quantité d'iode est, relativement aux données précédentes, .

très faible. Il faut donc croire que si, comme des noms trop autorisés pour que leur appréciation soit mise en doute, l'affirment et l'aient constaté à la suite de nombreux essais, l'eau de Saxon a un degré d'ioduration très variable, on s'est trouvé en présence d'un minimum de ces variations, et d'un minimum très bas. On n'a pas craint de refaire par deux fois ce dosage, pour s'assurer que cela n'était pas une erreur d'analyse, et les deux nombres trouvés sont trop concordants pour que l'on attribue ce changement de minéralisation à un vice de recherches.

Les deux résultats trouvés pour l'iode à l'état métalloïdique sont :

0 gr. 02274 et 0 gr. 02265

Les précédentes analyses avaient donné :

0,0380 — 0,0670 — 0,750 laboratoire de Milan,
0,0937 Ossian Henry.

Nota. — On a préalablement essayé qualitativement sur 10 à 20 centimètres cubes d'eau, si les différentes réactions de l'iode apparaissaient franchement.

1. L'empois d'amidon additionné d'acide hypoazotique en solution dans l'acide nitrique est devenu très légèrement violacé au bout de huit jours seulement.

2. Le sulfure de carbone mis dans dix centimètres cubes d'eau minérale additionnée de cinq gouttes d'acide hypoazotique, ne s'est pas coloré du tout ; en concentrant, on avait une très faible coloration.

3. Le mélange de bioxyde de manganèse et d'acide sulfurique ajouté à 20 centimètres cubes d'eau minérale, n'a également rien donné.

Ces trois réactions qui sont caractéristiques de la présence des iodures n'ayant donné que de très faibles résultats, on s'est appliqué au dosage de ce métalloïde d'une façon toute particulière et, comme on l'a dit, les résultats quantitatifs ont confirmé les présomptions fondées sur l'essai qualitatif.

Un fait qui s'ajoute encore à l'appui de ce qu'on avance, c'est que le brome n'a pu être dosé.

La méthode suivie pour ces différentes recherches est celle de *R. Frésénius*, professeur de chimie à l'Université de Wiesbaden.

On s'est donc trouvé en face d'un minimum absolu de minéralisation, et c'est très malheureux, étant donné l'usage que l'on veut
faire de cette analyse. Il y aurait peut-être lieu de recommencer
à une autre époque, durant l'été, période pendant laquelle il sem-
ble, d'après les analyses précédemment faites, que la quantité de
principes actifs des eaux de Saxon est maxima.

1. Principes volatiles.

Acide carbonique libre	traces.
Acide-sulfhydrique	zéro.

2. Principes fixes.

Anhydride carbonique	0,2478
Anhydride sulfurique	0,1225
Iode	0,0227
Brôme	zéro.
Chlore	0,0163
Potasse	0,0051
Soude	0,0293
Chaux	0,1167
Magnésie	0,0820
Acide silicique	0,0228
Sesquioxyde	0,0013
Alumine	traces.
Acide phosphorique . . . , . . .	traces.
Total . . .	0,666.5

Ces élément combinés donnent : .

Bicarbonate de chaux	0,2385
Bicarbonate de magnésie	0,1484
Iodure de magnésium	0,0248
Chlorure de potassium	0,0082
Chlorure de sodium	0,0203
Sulfate anhydre de chaux	0,0582
Sulfate anhydre de magnésie	0,0964
Sulfate anhydre de soude	0,0426
Silicates solubles dosés à l'état d'acide silicique	0,0228

<pre>
Sesquioxyde de fer   0,0013
Alumine . . . .   traces.
Phosphates alcalino-terreux. . . . .   traces.
                    Total . . .   0,6615
Résidu fixe à 175°   0,6329
</pre>

Remarques. — On observera que le total des éléments dosés directement n'est pas concordant avec le nombre des éléments contenus dans un litre d'eau et pesé après dessication à 175° : cela provient de différentes causes, décomposition de sels entre eux et perte d'éléments qu'on retrouve en faisant l'analyse directe.

L'iode doit être considéré à l'état d'iodure de magnésium, en tenant compte des résultats donnés par l'analyse directe et du calcul basé sur ces données ; il est à présumer aussi qu'il doit y avoir de l'iodure de calcium, lorsque l'iode se trouve en plus grande quantité dans l'eau. On n'a pu le supposer dans cette analyse, car d'après la chaux trouvée dissoute dans l'eau à l'ébullition, l'acide carbonique ne serait plus saturé entièrement et dès lors il y aurait acide carbonique libre, or on n'en a pas constaté.

La présence de l'alumine a été constatée, mais en quantité inappréciable au dosage, de même celle des phosphates.

Les sulfates sont supposés anhydres, en se basant toujours sur les données analytiques.

Les appareils dont on disposait n'ont pas permis la recherche des métaux rares, tels que : le cæsium, le rubidium, le thallium ; il en est de même pour la lithine qui existe à coup sûr en faible quantité à l'état de chlorure dans l'eau de Saxon ; sa présence a été d'ailleurs constatée par les analyses antérieures.

En résumé, cette eau est essentiellement bicarbonatée, fortement magnésienne. elle contient de l'iode en quantités très variables, trop peut-être, et on comprend qu'on ait pu contester souvent la présence de ce métalloïde et celle du brôme, du moins en notable quantité ; il est d'ailleurs bien rare que ces deux corps, brôme et iode, qui sont de la même famille, consentent *à vivre séparés* dans une eau minérale.

Une analyse ultérieure donnerait sans doute de meilleurs résultats.

Ayant eu entre les mains, il y a deux ans, quelques bouteilles d'eau de Saxon, j'ai pu constater à plein nez, c'est le cas de le dire, la présence de l'iode et du brôme dans cette eau ; elle était fortement colorée en jaune et quand on débouchait les bouteilles l'odeur de l'iode surtout était très persistante. Voici comment, à mon avis, on peut expliquer la présence de ce corps à l'état libre :

Les iodures de magnésium et de calcium devaient être accompagnés d'iodure et de bromure de potassium ou de sodium, peut-être des deux. Sous l'action d'une forte quantité de chlore et de brôme, à l'état de chlorures et de bromures de magnésium et potassium et aussi sous l'action de la chaleur, à la source même ou dans les bouteilles, l'iodure de magnésium se décomposait par double décomposition, à l'état de iode libre et de chlorure de magnesium ; l'iode libre se redissolvait dans l'iodure de potassium et de sodium pour donner à l'eau cette teinte jaunâtre et cette odeur bien caractéristique de sa présence.

Disons enfin que pendant la saison 1888, une série d'expériences ont été faites à la source même par le docteur Dénériaz. Elles ont duré 3 mois. — Dans l'eau puisée trois fois par jour la présence de l'iode a été constatée d'une manière suivie. — Il y a eu des intermittences : mais elles n'ont jamais dépassé 2 jours et ne peuvent, dit ce médecin, avoir aucune influence fâcheuse sur le cours d'une cure.

La température à la source est de 24^0 C.

Complètement inodores et sans goût lorsqu'elles sont fraîchement puisées, ces eaux sont admirablement supportées par l'estomac ; elles sont très digestibles, et se boivent parfaitement aux repas sans altérer le goût du vin. Elles ne dérangent pour ainsi dire en rien la manière de vivre.

D'une façon générale elles sont toniques et stimulantes : les fonctions digestives se régularisent, l'appétit augmente, les urines sont sécretées en abondance et dans les commencements d'une cure, très chargées d'urates, ce qui indique une combustion intérieure plus intense. Les selles sont le plus souvent régulières et cela même lorsqu'il y a eu constipation antérieurement : *ainsi donc la nutrition, l'assimilation augmentent, tandis que d'un autre côté, les secrétions plus abondantes éliminent du corps les produits pathologiques.* Parfois cependant il existe quelque peu de constipation que l'on peut combattre, si nécessité il y a, par un purgatif léger.

En général la cure à Saxon fatigue peu l'organisme ; les premiers bains réveillent parfois une douleur endormie et provoquent peut-être quelque peu de congestion vers la tête : on remarque quelquefois une légère irritation des narines et de la gorge (effet de l'iode). — Tout cela passe assez rapidement ; la fièvre balnéaire, si elle survient, ne se traduit que par quelques frissons, du malaise général, très peu l'élévation de température, mais elle est toujours de courte durée.

Vers la fin d'une cure cependant, sur des tempéraments plus faibles ou plus lymphatiques, il n'est pas rare d'observer une fatigue assez prononcée, des éruptions vésiculeuses ou acnéiformes, parfois même une sorte d'irritation ou de congestion de la partie ou des organes malades.

— Nous avons même observé à maintes reprises des inflammations de parties plus éloignées, des conjonctivites, des rhinites etc.

C'est un signe certain qu'il y a saturation, si je puis me servir de ce mot, et que les bains doivent être diminués ou interrompus. — Tous ces symptômes d'irritation disparaissent alors bientôt après. Et, avec leur disparition, la guérison de la maladie primitive marche à grands pas.

Nous avons vu que l'eau est très bien supportée par l'estomac; nous pouvons même dire plus : elles agissent sur lui d'une façon directe et salutaire, activant l'appétit, favorisant la digestion. Les cas ne sont pas rares où des baigneurs à l'estomac atonique ou délabré viennent dire au médecin : « Nous ne mangions presque rien auparavant, « le peu que nous prenions ne se digérait pas, nous *pesait* et ici malgré la quantité d'eau que nous buvons « notre appétit est excellent et la digestion encore meilleure. »

Cette action stimulante sur l'estomac mérite d'être spécialement notée: elle a d'autant plus d'importance qu'elle combat directement l'affaiblissement que devrait provoquer une cure consciencieusement faite, et c'est à elle que nous attribuons le fait que la baignée à Saxon éprouve si peu l'organisme.

b) **De l'emploi des eaux.**

D'une façon générale les eaux se prennent en bains et en boisson.

1° **Bains.**

La durée et la température des bains varient suivant les indications spéciales de maladie et de tempérament.

Les auteurs sont loin d'être d'accord sur le fait de l'absorption dans le bain par la peau saine, et sur l'utilité des bains prolongés en vue de faciliter cette absorption.

Voici, au point de vue de l'action thermique du bain, et sans parler de son action spéciale, par ses iodures, le principe d'après lequel les bains sont donnés à Saxon: le bain tiède (35⁰-38⁰) prolongé débarasse la peau de son enduit graisseux ; il l'amollit et la macère, les vaisseaux de la peau sont dilatés, l'afflux sanguin y est par conséquent plus fort. Par cette dérivation du côté de la peau, on obtient une déplétion considérable des organes internes, tandis que d'un autre côté, grâce à l'imbibition des éléments des tissus cutanés et à la dilatation de leurs vaisseaux, la circulation s'accélère et la résorption des produits pathologiques sera d'autant facilitée.

Les partisans de l'absorption cutanée disent aussi que celle-ci est plus intense.

Ces bains s'emploient donc surtout chez les personnes au tempérament sanguin et pléthorique, mais aussi, s'ils sont bien supportés, dans tous les cas où l'on cherche à obtenir une élimination plus intense de dépôts pathologiques quels qu'ils soient (exsudats inflammatoires, goutteux, engorgements chroniques scrofuleux ou syphilitiques etc.).

Les maladies de la peau s'en trouveront aussi très-bien.

Plus tempérés et plus courts (32⁰—25⁰ C.), le bain possède une action légèrement tonique et stimulante.

Les bains froids (15⁰—18⁰) ne s'emploient à Saxon que sous forme de bains natatoires dans la piscine. Ils rendent la vitalité aux tissus cutanés, relachés par l'action

·des bains prolongés, préservent des refroidissements, et s'emploient surtout comme toniques sur les tempéraments faibles et nerveux, ou chez les personnes que la cure ·commence à fatiguer.

A moins d'intolérance tout à fait spéciale, la durée minimale du bain est d'une demi-heure. Le maximum ne doit pas dépasser deux heures. Il vaut mieux ne pas prolonger davantage son bain, et en prendre, si le cas le demande, deux par jour : l'effet est plus grand et la fatigue moindre.

Il est bon et prudent de se coucher après un bain prolongé : la réaction se fait mieux et l'on n'est pas exposé au danger du grand air. (¹) — Après un bain plus court, et sur certains tempéraments lymphatiques, une promenade rapide amène une bonne réaction.

Les cabines de bain sont situées dans le rez-de-chaussée de l'aile Est de l'établissement et en communication directe avec celui-ci. Elles sont spacieuses, très bien aérées, et contiennent chacune une ou deux baignoires en fonte émaillée, lavées soigneusement après chaque bain ; elles sont toujours tenues dans la plus grande propreté. La piscine a 4 mètres de longueur sur 3 mètres de largeur et 1 m. 20 cm. de profondeur, et permet de se livrer librement aux exercices de natation. On peut y varier la température de 15 degrés centigrade au-delà.

L'eau chaude nécessaire est chauffée à la vapeur, ce qui n'en altère en rien la composition.

Voir le tarif des bains, page 21.

2° **Boisson.**

Nous savons que l'eau de Saxon est éminemment digestible : d'un autre côté l'iode est un principe qui est très

---

(1) On ne saurait, à ce sujet, assez recommander de prudence pendant une cure de bains : la peau étant alors ramollie et débarrassée complètement de son enduit graisseux, les risques de refroidissement sont beaucoup plus grands.

rapidement éliminé du corps : d'où le principe de la cure en boisson : **boire beaucoup, mais à dose fractionnée.**

On commence le matin dans son bain, on continue avant le déjeuner, à la source, en causant, ou mieux en se promenant pour faciliter les transpirations et les urines ; on boit, d'une fois, un demi ou un verre entier, de 200 grammes, et l'on continue ainsi l'après-midi jusqu'à la dose prescrite.

La quantité d'eau à boire varie suivant les effets que l'on veut obtenir, mais elle doit toujours être forte ; pour une personne adulte, le minimum des verres (sans compter l'eau bue aux repas) doit être de 7 à 10. (L'eau de Saxon se boit parfaitement, à table, seule, ou mélangée avec du vin sans altérer en rien le goût ni la couleur de ce dernier). Le maximum peut atteindre 25 verres et au-delà ; même à cette quantité on est encore bien loin de la dose journalière d'iodure, autorisée par la pharmacopée. — L'eau de Saxon s'éliminant très rapidement par les urines ou la transpiration, cette grande quantité ainsi répartie ne charge en rien l'estomac : loin de là, l'effet est excellent, la digestion facile, les selles régulières.

La boisson est le complément indispensable de la cure par les bains, et il est nécessaire de s'astreindre strictement aux règles énoncées ci-haut, si l'on veut obtenir de son séjour à Saxon tous les résultats désirables.

La source jaillit au pied de la colline ; elle est captée en un puits de 4—5 mètres de profondeur, situé dans un petit pavillon sur le fronton duquel on lit ces mots : „**Fons salutis**". A côté de ce pavillon est la buvette où les buveurs se retirent les jours de mauvais temps.

Devant la source s'étendent les allées ombragées du parc.

La cure en boisson est gratuite; des verres numérotés et marqués du nom de Saxon-les-Bains sont vendus aux baigneurs au prix de 1 fr. 50 ct.

Tels sont les deux modes **principaux** d'emploi des eaux de Saxon. — L'établissement possède en outre, pour les cas spéciaux, deux cabinets de douches parfaitement installés et communiquant avec les bains par une galerie vitrée; une salle d'inhalations et pulvérisations, une salle pour bains de vapeur et bains turcs. — Ce sont autant d'agents puissants dont le concours sera souvent demandé dans le cours d'une cure. — Leur emploi n'offrant rien de spécial à notre établissement, nous ne nous y étendrons pas.

Comme usage local, on se sert de l'eau en lavage sur les plaies, en gargarismes, en injections de toutes sortes, en applications hydropathiques, résolutives ou dérivatives etc.

TARIF DES BAINS

	Prix pr les personnes habitant l'Etablissement		Prix pr les personnes n'habitant pas l'Etablissement	
	FRANCS	CT.	FRANCS	CT.
Bains ordinaires.	1	75	2	—
Bains avec douche froide . .	2	—	2	25
Bains de vapeur	2	50	2	75
Bains de siège avec douche dorsale, périnéale, etc.	1	50	1	75
Douches ordinaires.	1	75	2	—
Douches ascendantes	—	75	1	—
Pulvérisation et Inhalation	—	75	1	—
Piscine froide	1	—	1	25

N.-B. — Les prix ci-dessus donnent droit à un drap et deux serviettes par personne.

Supplément pour linge :

Pour 1 peignoir-éponge . . . . . 0 30 ct.
» 1 » toile . . . . . . 0 20 ct.
» 1 serviette . . . . 0 05 ct.

CHAPITRE III

De la poudre de roche.

La dolomie ou cargneule est une des particularités de l'établissement de Saxon.

On appelle de ce nom une roche granuleuse, de couleur générale jaune fauve avec des veines et des stries noirâtres, et des cristaux blanchâtres de carbonate de chaux. Cette roche, que l'on voit affleurer au sol à la terrasse située au sud de la salle à manger de l'hôtel, forme un banc immense qui s'étend du côté de Charrat, village situé à 4 kilomètres de Saxon.

Elle contient en grande partie du carbonate de chaux (80 $^0/_0$), de l'alumine et de l'oxyde de fer, et ce qui nous intéresse le plus, de l'iode en forte proportion : les couches les plus riches en ont jusqu'à 4 $^0/_{00}$.

C'est en passant au travers de cette dolomie que l'eau se minéralise: l'idée était donc toute naturelle de s'en servir pour des essais thérapeutiques, et l'expérience a réussi.

La dolomie pulvérisée possède à un haut degré des propriétés topiques et résolutives, dues à la quantité d'iode renfermée. Sur des plaies atoniques, elle irrite et provoque un bourgeonnement actif et rapide; elle enflamme les trajets fistuleux et en fait adhérer les parrois : aussi dans ces deux cas, son emploi doit être surveillé avec soin si l'on ne veut pas dépasser l'effet voulu. Contre les tumeurs en voie de croissance, de quelque nature qu'elles soient (goitre, glandes, etc.), dans les engorgements articulaires aigus ou chroniques, dans les affections osseuses, elle agit tant par les propriétés résolutives de l'iode, qu'en provoquant une dérivation intense du côté de la peau.

Son emploi est donc des plus fréquents ; il détermine bientôt une sensation de chaleur très forte, et, poussé plus loin, peut provoquer des rougeurs érythémateuses ou des éruptions cutanées rappellant l'acnée iodique.

La poudre dolomitique s'emploie de plusieurs façons : ou bien on en saupoudre directement des plaies, ou bien on en fait des applications à demeure : ces applications peuvent se faire en formant une bouillie avec de la poudre de roche (cette bouillie, si elle est un peu épaisse, devient bientôt sèche et friable et adhère alors difficilement) ; ou mieux, en saupoudrant fortement de poudre la surface de cataplasmes de farine de lin ou de plaques ouatées légèrement humectées d'eau vinaigrée. — On fait aussi lessiver cette poudre par de l'eau bouillante dans une certaine proportion : on obtient ainsi un liquide très actif, dont on se sert en compresses permanentes, ou en injections dans des trajets fistuleux, où il provoque une inflammation adhésive.

Comme la consommation de la poudre de roche dolomitique augmente chaque année, la préparation en entraîne des frais assez conséquents et l'administration des bains ne peut plus livrer gratuitement ; le prix en a été fixé à *1 fr. le kilo.*

CHAPITRE IV

Indications.

Les indications d'une cure à Saxon sont aussi nombreuses que variées: elles découlent de ce que nous avons dit sur les propriétés physiologiques de ces eaux; et plus spécialement encore des propriétés particulières de leur principal agent, les iodures: *élimination des produits pathologiques, tonification des tissus ou des organes affaiblis, voilà les deux voies par lesquelles les eaux de Saxon conduisent à la guérison.*

Nous ne voulons pas entrer dans de plus amples détails sur l'action spéciale de l'iode, ce qui serait de ressort purement médical et dépasserait les limites que nous nous sommes tracées pour ce guide; nous nous bornerons à indiquer les maladies contre lesquelles, une cure à Saxon est indiquée et que nous classerons dans l'ordre suivant:

1° *Affections scrofuleuses ou tuberculeuses :* glandes suppurées ou non, caries osseuses, affections articulaires (tumeurs blanches), conjonctivites, taches de la cornée, catarrhes chroniques des narines, plaies cutanées etc. etc.

2° *Goutte et rhumatismes,* dépôts articulaires, ankiloses, douleurs etc.

3° *Accidents syphilitiques* secondaires et tertiaires, ainsi que la faiblesse constitutionelle qui résulte de cette maladie alors même qu'il n'y a plus aucun accident manifeste.

4⁰ *Maladies de la peau.* : *Eczema, psoriasis, lichen, acnée du visage, etc.* Mentionnons ici cet état si pénible qui résulte des varices ouvertes (ulcères variqueux). — Après la guérison de ces plaies, les cicatrices, entourées qu'elles sont par des tissus où la circulation sanguine est considérablement gênée, ont toujours la tendance à s'ulcérer de nouveau: Saxon, en rendant à ces tissus leur vitalité et leur souplesse, prévient ces récidives. C'est aussi en dissipant l'induration des parties profondes du derme que Saxon guérit sans retour les autres maladies de la peau.

5⁰ *Catarrhes chroniques des muqueuses :* pharyngite, laryngite, affections du tube digestif.

6⁰ *Malodies des femmes* avec tout leur cortège de symptômes si pénibles ; métrites, endo et périmétrites, âge critique — résidus d'exsudats inflammatoires.

7⁰ *Tumeurs diverses :* goitres, fibromes utérins, indurations chroniques, etc.

8⁰ *Obésité.*

Contre toutes ces affections les eaux de Saxon possèdent une valeur curative des plus marquées que nous ne pouvons mieux caractériser, qu'en citant les remarquables paroles du docteur Grillet dans son rapport sur les propriétés médicales de Saxon, publié en 1859.

Quand la nature, dit-il, toujours si féconde en ressources, vient mettre aux mains de la médecine un moyen efficace et sûr de combattre les maladies les plus rebelles, on doit considérer cette découverte comme le plus grand bienfait pour l'humanité souffrante. Car, disons-le franchement, si les moyens de guérir, dont la thérapeutique dispose sont nombreux, les maladies contre lesquelles elle les dirige sont bien plus nombreuses encore : et dans ce nombre infini, il s'en trouve qui, par leur opiniâtreté, désespèrent le malade. et les médecins les plus persévérants. Encore si, après un traitement rationnel et consciencieusement suivi, pendant des années, le malade et le médecin avaient la certitude d'avoir atteint leur but! Mais hélas! il n'en est point ainsi. Qui pourra jamais, d'une manière absolue, prétendre avoir détruit à fond les dernières traces d'une diathèse scrofuleuse, herpétique invétérée, d'une syphilis constitutiónnelle etc., etc.

Et après avoir ensuite parlé des traitements de ces différentes diathèses, de l'effet des bains iodurés qui ne fatiguent pas les organes digestifs, de la supériorité des bains iodurés naturels sur les bains iodurés artificiels, après avoir enfin traité en connaisseur approfondi la composition chimique des eaux de Saxon, il continue en ces termes :

Laissons maintenant parler la médecine. Voyons si les guérisons obtenues à Saxon depuis 20 ans, répondent à ce qu'on pouvait attendre de sa composition chimique.

Nous extrayons des observations de M. le docteur Claivaz les cas de guérisons qui nous semblent plus spécialement devoir être signalés. Ils feront comprendre combien est étendu le domaine pathologique dans lequel l'eau de Saxon peut recevoir une utile et bienfaisante application.

Il résulte de ces observations que l'eau de Saxon triomphe d'une manière inespérée dans une foule d'affections chroniques. Leur action est surtout d'une haute valeur dans les maladies qui ont leur cause dans les diathèses scrofuleuses et syphilitiques. Les engorgements, la suppuration des glandes, les tumeurs blanches des articulations, les gonflements et la carie des os, les sécrétions anormales des paupières, les écoulements de mauvaise nature des oreilles, du nez, l'ozène, le lupus, les engorgements chroniques des amygdales, les ulcérations, le rachitisme trouveront dans l'eau de Saxon un moyen de guérison étonnant. Tous les ans on y voit des enfants changer complètement en quelques jours, prendre un teint meilleur, plus de gaîté, de vie et d'énergie dans les mouvements, un appétit plus décidé, un sommeil plus calme. Tout l'organisme subit une métamorphose complète, et après quelques semaines de traitement, à la place d'un enfant chétif, au teint pâle, aux lèvres gonflées, au nez épaté, à la marche lente, pénible et incertaine, aux digestions difficiles et laborieuses, vous avez un être nouveau devant les yeux, rempli d'animation et de vie. Souvent on a vu revenir des eaux de Saxon de ces petits êtres qui n'étaient plus reconnaissables

Une autre maladie dans laquelle l'eau de Saxon est d'un secours des plus efficaces, c'est la syphilis constitutionnelle. Elle rend les services lés plus signalés dans les cas rebelles. Les syphilides de la peau, l'engorgement chronique des ganglions, de la prostate, les ulcérations de la gorge, du nez, les tumeurs osseuses, les exostoses avec douleurs nocturnes obtiennent à Saxon les résultats les plus heureux. Nous y avons envoyé nous-même l'année dernière deux malades, l'un très âgé, l'autre âgé de trente ans, tous deux atteints de toute la série des maux que nous venons d'énumérer, et tous deux ont quitté les eaux complètement guéris après un traitement de six semaines. Ces deux cas étaient si anciens, si graves, qu'une année de traitement par les moyens ordinaires n'eût pu suffire pour arriver à ce résultat.

L'action de l'eau de Saxon étant d'une telle puissance modificatrice, on peut facilement se rendre compte de ses heureux effets dans les affections rhumatismales et goutteuses chroniques, dans les diathèses cancéreuses, les engorgements chroniques de l'utérus des viscères, du foie, de la rate. Aussi, voit-on chaque année les plus heureux succès couronner le traitement de ces longues et rebelles maladies. L'exposé qui précède est plus que suffisant pour démontrer l'importance et la haute valeur thérapeutique de l'eau de Saxon. Cette source précieuse est appelée à rendre les plus grands services, puisqu'elle constitue un des moyens les plus héroïques de combattre les maladies les plus opiniâtres et malheureusement les plus répandues aujourd'hui dans la société.

Nous ne saurions mieux terminer ces courtes réflexions sur la source de Saxon qu'en répétant les paroles de M. Ossian Henry : *Que Saxon prendra un jour rang à côté des premières eaux naturelles du monde ; que par la proportion des éléments iodés et bromés qu'elle contient, elle est des plus intéressantes au point de vue de la thérapeutique ; que mieux connue un jour elle occupera l'un des premiers rangs dans l'hydrologie.* Nous disons aussi, avec l'illustre chimiste, que nous faisons les vœux les plus ardents pour que nos réflexions soient bien comprises, *surtout bien comprises du monde médical qui s'estimera heureux d'avoir à sa disposition un moyen si héroïque de guérison.*

Quand les faits médicaux, et en si grand nombre, ont parlé, et parlé d'une manière si positive et si évidente, on peut bien disputer encore sur quelques points obscurs de théorie ; mais, en pratique, la voie est tracée, l'incertitude cesse et la conscience du médecin est soulagée d'un bien lourd fardeau, le doute.

Ces paroles dictées, il y plus de 30 ans, à ce médecin consciencieux, par la confiance que lui inspiraient les nombreuses et brillantes cures qu'il avait enregistrées n'ont fait que se confirmer depuis lors : Nous les avons citées textuellement parce qu'elles sont l'expression exacte de notre opinion sur les eaux de Saxon, et que, si nous pouvions dire plus, nous ne pourrions dire mieux.

Mais hâtons-nous d'ajouter que les vœux du Dr Grillet se sont exaucés ; — le monde médical a foi dans les eaux de Saxon : le nombre des baigneurs s'augmente, le champ d'observation s'étend et les annales de Saxon enregistrent chaque année de nouvelles guérisons, parfois même des guérisons inespérées.

Bien rares sont les malades qui en partent désillusionnés ; et cependant, souvent les effets de la cure s'accentuent surtout après celle-ci, alors que l'organisme est tout à fait reposé, et que la congestion que provoquent parfois les bains est dissipée. — Evidemment, la guérison ne s'obtient pas toujours en une seule saison : ce serait se montrer trop exigeant que de demander la disparition aussi rapide de maladies qui durent en général depuis si longtemps et contre lesquelles la thérapeutique a été impuissante ; une seconde cure et parfois une troisième sont nécessaires, soit pour compléter la guérison, soit pour prévenir une récidive. — Mais, à vrai dire, on ne doit pas redouter ces eaux dont on a déjà éprouvé l'effet salutaire et dont l'usage expose à si peu de désagréments et, ne serait-ce que par reconnaissance, on se fait un plaisir d'y retourner.

Il est évident que si nous avons pu dans les chapitres précédents donner à grands traits quelques indications générales sur l'usage médical des eaux de Saxon, il nous a été impossible d'entrer dans tous les détails. — Chaque cas particulier demande des soins spéciaux pour lesquels l'on s'adressera au médecin de l'établissement : car chacun comprend que la manière dont la cure est dirigée aura la plus grande influence sur le résultat final.

CHAPITRE V

Observations médicales.

Nous croyons qu'il n'est pas sans intérêt de citer, comme complément de ce que nous venons de dire, quelques cas de maladies traitées et guéries à Saxon ; nous abrégerons les citations autant que faire se pourra, pour ne pas lasser inutilement la patience du lecteur.

Obs. 1. SCROFULE GANGLIONNAIRE. – - Dr *Ordinaire*.

Notre très-spirituel et charmant poète de Mâcon, le docteur Ordinaire, dans une notice en forme de lettre, du 29 octobre 1851, c'est-à-dire avant la découverte de Césati et de Pignant, dit :

En arrivant à Saxon, je fus consulté pour une jeune fille de 10 ans, appartenant à une des principales familles du pays. Je trouvai dans cet enfant tous les symptômes de l'affection scrofuleuse constitutionnelle la plus prononcée ; les fosses nasales ulcérées, remplies de croûtes qui s'étendaient sur la lèvre supérieure engorgée ; le cou, entouré de glandes saillantes, présentait cinq ulcérations cutanées ; des glandes engorgées siegeaient sous l'aisselle gauche, et une était entièrement en suppuration à la partie interne et inférieure du bras du même côté. Cette jeune personne avait été soumise à divers traitements, qui tous avaient été infructueux ; je l'engageai à prendre les eaux de Saxon et à boire de ces eaux. Elle se soumit à mes prescriptions, elle prit un bain de trois heures le matin à jeûn et un d'une heure dans l'après-midi·

elle but progressivement jusqu'à 10 verres d'eau par jour; je cautérisai les ulcérations, afin d'en détruire les bords détachés et frangés et en favoriser les cicatrisations.

Après dix jours de l'usage des bains, la jeune malade éprouva un mieux très-sensible; les fosses nasales se détergèrent, les croûtes extérieures disparurent. Après vingt jours, le nez était entièrement dégagé et les ulcérations du cou marchaient à la cicatrisation. Après un mois, elle était méconnaissable, sa figure avait repris les couleurs de la santé, le cou était dégorgé, les ulcérations presque guéries. Aujourd'hui la cure est complète et elle sera durable parce que la malade est disposée à prendre, pendant plusieurs saisons, les bains auxquels elle doit une guérison inespérée.

Obs. 2. — ACCIDENTS SCROFULEUX. — Dr *Dénériaz*.

A. G., jeune fille de 12 ans, scrofuleuse au plus haut degré: Glandes engorgées, rhinite avec croûtes et ulcérations, lèvres enflées; conjonctivite et blépharite intenses; tache étendue de la cornée.

Fait une baignée de cinq semaines à deux bains par jour; le traitement local consiste en douches nasales et compresses tièdes sur les yeux, au moyen de l'eau de Saxon.

Quitte l'établissement très améliorée; fait un séjour à la montagne où le traitement est continué avec de l'eau et de la pommade boriquées, quelque peu de pommade au précipité jaune, et à l'intérieur du sirop d'iodure de fer.

Guérison complète et rapide se maintenant depuis ce temps (1887). — La tache de la cornée a totalement disparu.

Obs. 3. ARTHRITE FONGUEUSE DU GENOU. — Dr *Dénériaz*.

Mme G., 55 ans.

Arthrite fongueuse du genou; empâtement complet de l'articulation surtout au-dessus du condyle interne. — Granulations molles, sans fluctuation.

Tous les mouvements sont impossibles; les douleurs, soit spontanées, soit à la pression, horriblement violentes; de temps à autre, des poussées fébriles atteignant 39° et plus.

L'affection dure depuis bien longtemps, mais a pris depuis trois mois environ un caractère plus aigu.

Bains de trois quarts d'heure à une heure et demie. Compresses permanentes sur le genou ; tous les deux ou trois jours, onguent mercuriel belladoné.

Dès les premiers bains, la douleur cesse. L'engorgement général du genou diminue et se localise dans la fosse poplitée où l'on constate bientôt une tumeur en forme de boyau, immobile sur les tissus environnants ; très douloureuse à la pression. La peau est rouge et adhérente.

Une diarrhée violente survient par l'emploi de la pommade mercurielle, et empêche de poursuivre la cure au-delà de quatre semaines.

Les douleurs spontanées n'ont plus reparu ; la fièvre est bien moins forte et plus rare.

Pendant deux mois encore la malade continue ses compresses à l'eau de Saxon ; puis on immobilise son genou dans un silicate que l'on laisse un mois et demi. Ce silicate enlevé, on constate que l'induration de la fosse poplitée a presque totalement disparu. Un second bandàge est appliqué par précaution et laissé plus longtemps en place ; la patiente est actuellement totalement guérie depuis une année, et, chose étonnante. a recouvré tous les mouvements du genou.

NOTA. Cette observation date de quatre ans. — Je revois souvent Mme G. et chaque fois, je ne puis m'empêcher de penser que cette dame qui marche d'un pas allègre aurait certainement subi l'amputation de sa jambe, sans les eaux de Saxon.

Obs. 4. SYNOVITE CHRONIQUE DU GENOU. — Dr *Dénériaz*.

P. B., 26 ans.

Au commencement de l'hiver 1889, après une distorsion du genou, a eu un violent épanchemnt articulaire, qui s'est résorbé en dix jours, mais auquel a succédé une synovite chronique ; enflure très nette au côté interne de l'articulation ; douleur à la pression ; parfois douleurs subites et si violentes que le patient ne peut faire aucun mouvement avec sa jambe, et que l'on pourrait croire à une souris articulaire.

Le père est mort tuberculeux. Le traitement ordinaire (repos prolongé, teinture d'iode, massage, vésicatoires etc.) a été fait sans succès.

Cure de bains de deux heures, alternant avec des douches générales et locales ; massage du genou.

Guérison totale ; depuis lors (sept mois) ne ressent plus aucune douleur ; le genou n'enfle plus.

(Observation datant de quatre ans, la guérison s'est maintenue, sans trace de récidive).

Obs. 5. AFFECTION TUBERCULEUSE DU SQUELETTE. — Dr *Aviolaz.*

Nous trouvons dans l'ouvrage du Dr Aviolat sur les bains de Saxon, une magnifique observation sur un cas d'affections tuberculeuses des os et des articulations. — Son étendue nous empêche de la relater ici au complet. C'était un jeune homme de 18 ans, „présentant presque partout des plaies, des fistules, ou des abcès, atteint d'un dévoiement perpétuel, si faible qu'il fut amené à Saxon dans un état presque désespéré. — Il y fit trois cures, éprouvant une amélioration toujours progressive, „qui, dit Aviolat, deviendra sous peu une guérison radicale.“ — La vie de ce malade fut littéralement sauvée par les eaux de Saxon. — Cette observation a été communiquée, en son temps à la Société Impériale de médecine de Lyon, en 1861.

Obs. 6. RHUMATISME CHRONIQUE. — Dr *Pignant.*

J. Zufferey, cultivateur, avait été alité pendant 18 mois, à la suite d'un rhumatisme articulaire qui avait été mal soigné. Quand il se fit transporter aux bains de Saxon, toutes les articulations étaient prises, tuméfiées et douloureuses ; tout mouvement était devenu impossible ; le malade ne pouvait se servir de ses mains, il fallait lui porter les aliments à la bouche ; appuyé sur deux béquilles, il ne pouvait allonger ses jambes que de quelques pouces. Ici l'effet des eaux fut admirable, et les autres baigneurs dont l'attention se portait tout naturellement sur un cas si grave, n'en pouvaient croire leurs yeux. En moins de huit jours, toutes les articulations commencèrent à se dégager et le malade pouvait déjà se promener, à l'aide de ses deux béquilles, dans les corridors de la maison. Le 20e jour il put se servir de ses mains et gravir la colline, aidé seulement d'un bâton ; dix jours plus tard, il déposa ses béquilles aux bains en signe de reconnaissance pour reprendre ses travaux de la campagne ; depuis, il ne s'est pas ressenti de ses douleurs.

Obs. 7. ECZÉMA LICHENOÏDE GÉNÉRALISÉ. ASTHME.
Dr *Bergeret.*

M. G......, de Sennecey, ancien militaire, 60 ans, vint me voir en 1867 à Chalon-sur-Saône. Il était couvert de la tête aux pieds d'un eczéma lichenoïde qui lui donnait des démangeaisons atroces, surtout la nuit ; la peau était partout déchirée par les ongles. Quand il s'asseyait il laissait autour de la chaise une grande quantité de furfur. Il avait une véritable carapace sur la figure. Les croûtes sèches avaient un centimètre d'épaisseur ; les cils et les sourcils étaient tombés ; il était hideux. Avec cela il était asthmatique, il suffoquait et ne pouvait reposer ni jour, ni nuit. S'il n'était marié et père de famille, il se serait suicidé.

Je lui prescris l'arsenic à haute dose à l'intérieur et à l'extérieur, en attendant qu'il puisse aller à Saxon.

Le traitement arsenical a été très-bien supporté et les suffocations sont devenues moins pénibles.

En juin 1867 il alla à Saxon ; il prit un bain de deux heures le matin, et un d'une heure le soir ; il but de 15 à 20 verrées d'eau par jour.

Après un mois de ce traitement, il revint du Valais avec la peau parfaitement nette, et son asthme guéri.

Depuis cette époque je l'ai revu tous les ans, il n'a pas eu de rechûte.

Obs. 8. ECZÉMA GÉNÉRALISÉ. — Dr *Dénériaz.*

M., 48 ans. — Eczéma généralisé des deux jambes, existant depuis plus de trois ans et contre lequel tout traitement avait échoué.

Démangeaisons atroces, induration profonde du derme, surtout aux creux proplitées et à la partie postérieure des cuisses et des mollets. Nombreuses plaques suintantes, croûtes sèches, desquamation etc.

Le traitement consiste en bains prolongés et boisson en forte quantité.

Une première baignée amène une amélioration considérable. — Les démangeaisons disparaissent, la peau se nettoye et s'assouplit. — La même année, seconde baignée après laquelle la guérison est pour ainsi dire complète. Une troisième baignée, la saison suivante, l'achève complètement : la peau a repris en plein sa souplesse et son aspect habituels.

Obs. 9. GOITRE PLONGEANT. — Dr *Dénériaz.*

Mme X. avait depuis longtemps un gros cou ; ces dernières années, ce dernier augmente si sensiblement que le peu de gêne dans la respiration qui existait déjà devient une réelle dispnée s'accentuant à chaque mouvement et accompagnée parfois de réels accès d'étouffement. — La respiration est sifflante, la face extrêmement congestionnée, presque bleue : vertiges fréquents et très pénibles.

Différents traitements avaient déjà été employés auparavant sans grand succès.

A l'arrivée à Saxon de Mme X., je constate un goitre parenchymateux d'un fort volume : La glande thyroïde est augmentée dans son entier, tandis que le lobe médian plonge nettement derrière le sternum. La peau est très tendue.

Bains, boisson, compresses d'eau concentrée, qui déterminent de fortes éruptions de la peau.

Pendant les trois premières semaines de la cure, l'effet fut peu marqué. La tumeur paraissait diminuer quelque peu, mais les symptômes de compression sur la trachée et les vaisseaux sanguins restaient, à peu de choses près, les mêmes. Depuis le 18e jour, au contraire, l'amélioration marche à grands pas. La peau se détend, la tumeur devient plus mobile, le centimètre dénote une différence notable dans son volume ; et, ce qui est le plus important, les congestions, la suffocation diminuent à mesure.

Sur mon conseil. la cure est prolongée à 28 jours. L'action heureuse des eaux se maintient jusqu'à la fin. Mme X. quitte Saxon, sinon guérie, du moins infiniment soulagée. — Elle fera chez elle une cure arsenicale. — Et par des nouvelles reçues ultérieurement, j'ai appris avec le plus grand plaisir que les résultats, si heureux, s'affirmaient tous les jours davantage.

Obs. 10. ARTHRITE FONGUEUSE DU COUDE. — Dr *Dénériaz.*

R. M., 20 ans, a commencé à ressentir, le 8 avril 1891, assez subitement, des douleurs dans le coude droit et de la gêne dans les mouvements. L'articulation enfle bientôt considérablement. Le patient consulte tour à tour plusieurs médecins, et le traitement a été ininterrompu jusqu'à fin juin, époque à laquelle j'ai vu le jeune homme pour la première fois. La maladie ne faisait qu'empirer. — Voici sommairement ce que je constatais : jeune homme d'apparence pâle et débile. Le coude droit est dans une demi flexion. Enflure considérable du coude et des parties environnantes, de consistance molle et pâteuse en avant, mais. par contre, nettement fluctuante en arrière des deux côtés de l'olécrâne. Chaleur notablement plus forte du côté malade. Douleur considérable à la pression ; mouvements actifs à peu près nuls ; mouvements passifs très restreints et très douloureux. Les parties osseuses sont épaissies. La ponction exploratrice dans les parties fluctuantes ramène du pus.

Diagnostic : arthrite fongueuse du coude avec abcès périarticulaire.

Le traitement consiste en bains, boisson, compresses d'eau concentrée sur le coude. — Je retardai intentionnellement l'ouverture des abcès pour constater l'effet des eaux seules. Il fut réellement étonnant : l'enflure générale disparaît, le pus se resorbe progressivement à tel point que l'incision devient inutile ; à la fin d'une cure de 30 jours, le coude malade n'avait pas plus de 2—3 centimètres de différence avec le gauche ; les douleurs, l'élévation de température avaient *totalement* disparu ; les mouvements étaient, à peu de chose près, normaux, et le patient disait pouvoir se servir de son bras comme avant sa maladie. Depuis lors (5 mois) la guérison s'est maintenue et le jeune homme, courageux agriculteur, a repris sans aucune gêne ses pénibles travaux.

Obs. 11. MÉTRITE CHRONIQUE. RÉTROVERSION. — Dr *Bergeret*.

Mme J....., 34 ans, mal réglée, et conséquemment d'un embonpoint exagéré, est atteinte d'une métrite chronique avec rétroversion, remontant à sa dernière couche — 13 ans. — A chaque époque, elle est prise de quintes de toux, de vives douleurs du ventre et d'étourdissements ; le col est hypertrophié et volumineux.

Je l'envoie à Saxon ; elle y boit quatre verrées d'eau à la source et prend un bain d'une heure ; elle se place un spéculum et se lave le col en agitant l'eau avec la main.

Pendant toute la saison, — 25 jours, — elle supporte très-bien le traitement, mais rentrée chez elle, elle est prise d'une perte abondante qui dure cinq jours. Depuis lors, les règles sont régulières et l'embonpoint a diminué.

Obs. 12. FONGOSITÉS UTÉRINES. ULCÉRATIONS DU VAGIN.
Dr *Bergeret*.

Mme Z....., 38 ans, malade depuis longtemps, mal réglée, anémique, pertes ichoreuses fétides, est atteinte d'un état fongueux de l'utérus, d'ulcérations du vagin et de la fourchette.

Elle commence chez elle son traitement en buvant de l'eau de Saxon et en portant, le soir en se couchant, un tampon de coton, imprégné de cette eau, sur le col utérin. Une amélioration sensible a bientôt lieu.

Pour hâter sa guérison, elle va à Saxon, boit de l'eau et dans son bain s'applique un spéculum bivalve, elle détermine un courant vaginal avec sa main.

Après 24 bains, elle revint parfaitement guérie.

Obs. 13. INFLAMMATION FONGUEUSE DE LA BOURSE SOUS-QUADRICIPITALE DU GENOU DROIT. — Dr *Dénériaz*.

T. A., 19 ans.

Traité par moi depuis plus de 6 mois pour une inflammation fongueuse de la bourse sousquadricipitale du genou droit ; enflure considérable, de consistance molle, sans fluctuation. Douleurs intenses ; marche pénible ; léger épanchement dans le genou.

Médication ordinaire sans succès ; (iode, vésicatoire, ichtyol, massage, etc.). L'affection progressait ; au mois de juillet elle prit un caractère plus aigu ; les douleurs s'accentuaient ; la tumeur atteignit la grosseur d'une pomme, la peau devint rouge ; je crus sentir de la fluctuation.

J'interrompis tout autre traitement, pensant que l'incision et le curage étaient nécessaires ; mais auparavant je prescrivis encore, sans grand espoir, je dois l'avouer, une cure de bains ; le malade reçoit 15 bons. Je ne revóis plus le genou pendant ce temps. T. me disait toujours que cela allait mieux, mais j'y étais parfaitement incrédule, lorsque, après 20 jours, il vint de nouveau se montrer ; je constatais, à mon grand étonnement, une guérison complète ; à peine restait-il quelque peu d'épaississement.

Ce cas est peut-être le plus frappant que j'aie observé à Saxon. Toute autre médication ayant été interrompue, je n'y puis voir que l'effet des eaux ; je ne crois pas à une simple coïncidence, puisque avant les bains, le mal s'aggravait chaque jour.

Obs. 14. TUMEUR ABDOMINALE. — Dr *Dénériaz.*

Mme P. Envoyée par Jaccoud comme dernier remède avant une opération, mais sans grand espoir de succès.

Je constate à son arrivée une tumeur que j'aurais, pour mon compte, taxée de fibrome utérin souspéritonéal, de la grosseur d'une forte tête d'enfant, mobile dans tous les sens; surface lisse et unie.

Mais le médecin qui a observé les tout premiers débuts de la maladie, déclare positivement qu'elle a commencé par de petites tumeurs isolées qui se sont soudées ultérieurement et, avec Jaccoud, appelle la grosseur actuelle : tumeur ganglionaire du péritoine. — Bref, le diagnostic n'est pas le plus important : le fait est que la tumeur grossit toujours, que les forces et l'appétit diminuent et que la thérapie a été jusqu'ici impuissante : la malade a déjà fait des saisons de bain.

Le traitement consiste en bains et boisson. J'interromps toute autre médication.

Au bout de deux semaines (je n'avais pas examiné la malade dans l'intervalle), je constate le changement suivant : la tumeur est évidemment en voie de diminuer ; je constate cela aussi bien à la différence de volume qu'à la modification dans la surface : celle-ci, primitivement unie, est maintenant inégale, formée de bosselures séparées par des sillons très marqués. L'appétit revient, les forces aussi.

Cette modification dans la forme de la tumeur parle pour une origine ganglionaire, et l'on peut admettre que le tissu qui réunit les tumeurs isolées est en voie de se résorber.

Cette influence heureuse se maintient jusqu'à la fin de la cure, et au départ de la patiente, la diminution était très nette et atteignait peut-être la moitié du volume. C'est ce que son médecin m'a confirmé depuis.

Obs. 15. OBÉSITÉ. — Dr *Boyer*.

M. le comte de P. était obèse. Son ventre était si proéminent que la flexion du corps en avant était presque impossible. Grâce à l'eau de Saxon, la graisse en excès a été rapidement éliminée et les mouvements sont devenus faciles. Il y a 10 ans de cela, et aujourd'hui, en voyant le comte de P., je n'ai pu me défendre d'un geste de surprise qui frisait l'incrédulité.

Obs. 16. TUMEUR BLANCHE DU GENOU. — Dr *Dénériaz*.

Jeune homme de 23 ans, atteint d'une tumeur blanche du genou depuis 2—3 ans déjà. Après diverses alternatives de bien et de mal, l'affection prenait une mauvaise tournure. Les douleurs étaient fortes, l'empâtement du genou augmentait, les tissus malades étaient très sensibles . et paraissaient se ramollir par places. Les mouvements étaient restreints et douloureux. Le malade avait été immobilisé pendant de longs jours, sans succès, et ses médecins songeaient à entreprendre l'arthrotomie ou la résection du genou; mais avant de s'y décider, ils l'envoyèrent à Saxon.

Leur espérancé ne fut pas déçue. A la fin d'une cure sérieuse, pendant laquelle le traitement consistait en bains, boisson, compresses et massage du genou, l'empâtement général du genou avait presque disparu ; les granulations restaient localisées entre la rotule et le condyle externe : les mouvements étaient beaucoup plus amples et indolores, la marche facile et indolore, alors même que le malade abandonnait son appareil plâtré, ce qu'il ne pouvait absolument pas faire auparavant.

L'hiver suivant amena de nouveau une période plus aiguë pendant laquelle le malade dut être immobilisé encore une fois. Le mal fut cependant beaucoup moins fort que l'année précédente.

X. revint à Saxon la saison d'après avec *un genou bien moins malade que la première fois*. Le traitement fut le même, et les résultats non moins heureux. Après cette seconde baignée, le mal put être considéré comme totalement enrayé. Il ne restait plus que quelque peu d'épaississement de la capsule articulaire ; mais si l'articulation était encore un peu plus grosse, elle était pour ainsi dire indolore. Le jeune homme marchait sans appareil, ne boitait pas, ou presque pas. Il a pu depuis lors se servir de sa jambe sans inconvénient, et lorsque je le revis, une année plus tard, sa démarche était si dégagée, que j'avais peine à en croire mes yeux : il avait, depuis sa dernière baignée, échappé à toute récidive de son mal, quoique cependant, il n'ait certes pas ménagé sa jambe malade.

Obs. 17. SYPHILIS CONSTITUTIONNELLE. — Dr *Bergeret.*

Mme R..... est atteinte, en 186?, pendant une grossesse, d'infection syphilitique ; elle fait un enfant qui reste (au moins jusqu'à dix ans) indemne de la maladie de la mère.

En 1863, le traitement antisyphilitique doit être repris ; il y a amélioration, mais la femme R..... redevient enceinte, puis folle et paraplégique. Ces accidents cèdent à un traitement antisyphilitique. L'enfant naît en 1864 vivant mais meurt d'accidents syphilitiques trois mois après.

De nouvelles manifestations de la vérole vinrent encore aggraver l'état de cette malheureuse, qui était alors profondément cachectique: faiblesse musculaire, anémie profonde, étouffements, dilatation des pupilles, etc., etc.

La plus faible dose d'iodure de potassium ne pouvait être tolérée. J'essayai des doses infinitésimales de biiodure de mercure aux repas ; mais, comme l'iodure de potassium, ce sel produisait des coliques atroces et des superpurgations.

Des phénomènes paraplégiques se montrèrent ; les jambes, d'abord simplement infiltrées, se refroidirent, s'engourdirent et refusèrent bientôt tout service.

J'essayai alors une alimentation substantielle, des préparations martiales et arsenicales ; cette médication eut une heureuse influence sur la santé générale, mais les jambes s'affaiblirent de plus en plus.

Elle passa 18 mois sans pouvoir marcher.

Je l'engageai à aller à Saxon ; elle y vint et y suivit le traitement suivant :

1o Un jour un bain de deux heures ; le lendemain une douche sur la colonne vertébrale.

2o Se laver la tête pendant toute la durée du bain et recommencer les lotions, le soir, pendant une demi-heure avant de se coucher.

3o Boire le plus possible à la source, le matin, à jeûn, l'après-midi et, à table, en mangeant.

L'action apéritive, reconstituante et dépurative de l'eau de Saxon se fit immédiatement sentir. L'estomac se mit à fonctionner régulièrement et l'appétit devint si vif que trois repas ne pouvaient apaiser sa faim. L'eau fut très bien supportée de toutes les façons, — alors que les iodures pharmaceutiques lui donnaient le choléra. Les malades témoins de cette résurrection ne pouvaient se lasser d'entendre cette malheureuse raconter une partie de ses maux.

La cure ne dura que 25 jours.

Depuis lors, — sept ans, — la santé de cette femme est parfaite. Cette année, — 1873, — je suis allé en Bourgogne la voir ; elle venait d'avoir un cinquième enfant. L'aîné, — 11 ans, — est fort et vigoureux.

Depuis cette époque, cette femme n'a eu aucune manifestation syphilitique.

En résumé. Une femme syphilisée accouche d'un premier enfant complètement indemne, quoique allaité par elle, et étant en puissance d'accidents les plus infectants. Au contraire, un second enfant vient au monde et meurt trois semaines après, avec une syphilisation de tous les organes essentiels à la vie et particulièrement un foie démesurément gros.

Cette femme devient folle et paraplégique et toutes les ressources pharmaceutiques restent impuissantes, tandis qu'une seule saison de 25 jours, à Saxon, lui rend la santé ; et depuis elle a eu des enfants bien portants.

(France médicale, 1866).

Obs. 18. SYPHILIS TERTIAIRE. — Dr *Aviolat.*

M. X....., de Genève, marchand de vins, a eu un chancre en 1853, puis des ganglions engorgés, la perte des cheveux, des symptômes généraux. En 1858 éruption de taches rouge sombre, sans prurit, qui dura trois semaines et fut suivie d'exostoses des tibias, très douloureuses ; douleurs ostéocopes. Etat général peu satisfaisant.

Cure de vingt-deux jours, grande amélioration puis rechute. Nouvelle cure de vingt-huit jours après laquelle les exostoses avaient presque disparu. L'appétit se développait et l'état général devint satisfaisant.

En 1859, nouvelle cure sans qu'il y en eut grand besoin. Les nodosités ont presque disparu ; il n'y a plus de douleurs, mais un peu de fatigue des jambes sur le soir. Les ganglions engorgés ont disparu.

Ce malade n'a employé aucun autre traitement antisyphilitique que l'eau de Saxon.

CHAPITRE VI

Guide du touriste.

Il n'est pas de notre intention de donner dans cette partie du
„Guide de Saxon", une description détaillée de chacune des excursions que nous allons citer : ce qui exigerait, non pas une brochure,
mais un volume entier ; mais surtout ce qui nuirait au but que nous
nous proposons et que nous croyons le plus pratique : donner au
baigneur qui désire employer les loisirs que lui laisse sa cure à
visiter les beautés naturelles qui l'entourent, ou aux personnes qui
ne viennent aux bains que pour accompagner un ami ou un parent
malade, un aperçu rapide tout en étant aussi complet que possible
de ce qu'ils peuvent voir et visiter en indiquant autant que faire
se peut, le temps nécessaire et les moyens de locomotion les
plus pratiques.

Le bureau de l'hôtel se fera un plaisir de compléter toutes les
indications nécessaires.

La direction de l'établissement en faisant éditer à grands frais
une carte à $\frac{1}{25,000}$ des environs de Saxon a fait une innovation
qui sera certainement vue avec plaisir par ses hôtes : rien n'est
en effet moins agréable que d'ignorer totalement où diriger ses
pas dans le pays où l'on se trouve. Cette carte mise en vente au
bureau de l'hôtel pour la modique somme de *1 franc* est ainsi à
la portée de tous.

Nous avons dit plus haut quelle est la position particulièrement belle de Saxon: pour s'en faire une idée plus
exacte, il faut gravir la hauteur, dominer la vallée.

Gravissons donc, carte en main, la promenade du « bois de la Source ». Elle commence au fond du parc, serpente le long d'une colline ombragée de pins et aboutit à une plate-forme qui surplombe l'établissement des bains ; on y jouit déjà d'une vue très étendue. — De là un petit sentier passe au travers de la forêt et conduit au haut du village. On se trouve alors en face d'une éminence au sommet de laquelle l'on aperçoit la vieille église de Saxon et les restes de son antique tour détruite en 1475 par un incendie. Ne craignons pas de la gravir : on la trouve peut-être un peu raidé au premier abord, mais une fois arrivé au pied de la tour, le magnifique panorama qui se déroule en dessous et autour de vous fait oublier les peines de la route. La chaîne des Alpes Bernoises arrêtera longtemps votre regard, qui ne pourra se lasser de se promener de leurs cimes sauvages et neigeuses à leur pied verdoyant et ombragé (¹) : de là il s'abaissera vers les plaines parsemées de villages et sillonnées par de nombreux canaux et par les eaux rapides et limoneuses du Rhône. Il embrassera ainsi d'un seul temps une grande partie, et surtout une des parties les plus remarquables de cette belle vallée du Rhône vers laquelle on accourt de tous les points du globe.

Vous pouvez aussi voir de là quelles sont les promenades que vous pourrez faire dans les environs immédiats de Saxon. — C'est ainsi que vous verrez, se dirigeant

---

(1) Voici les noms des principales cimes en commençant par l'est : le Richti-Rothhorn, le Balmhorn, le Torrenthorn, le Wildhorn, le Haut de Cry, le Grand Garde, le Grand Chavallard. — Des Alpes valaisannes on aperçoit de l'ouest à l'est, le massif de la Dent du Midi (dent de l'est), les montagnes de la Forclaz, et du Col de Balme, les pointes d'Orny.

vers *Riddes* (1 h.), un chemin ombragé et charmant qui cotoye le pied du mont : sur son trajet, à une demi heure environ de Saxon, se trouve la « *ferme école d'Ecône,* » que les amateurs d'agriculture visiteront avec plaisir.

Deux autres routes à peu près parallèles à cette première partent de l'église du village et peuvent être utilisées à l'aller ou au retour.

Du côté du Bas-Valais ce même chemin *(l'ancienne voie romaine)* conduit à Charrat en 1 heure et de là à Martigny (2 heures depuis Saxon).

Cette route, plus accidentée et plus pittoresque que la grand-route du Simplon (construite par Napoléon en 1803), est à recommander de préférence à celle-ci aux amateurs de longues promenades en plaine. Le retour de ces villages à Saxon peut se faire en chemin de fer ou par la route du Simplon.

En face de Saxon, au pied du Grand Chavallard se trouve le village de Saillon, surmonté des ruines de ses remparts et de ses tours, et dont la position est une des plus intéressantes de tous les villages de la plaine ; on y arrive en 1 heure par le chemin vicinal. Mais il est de beaucoup préférable de se diriger à travers champs jusqu'aux rives du Rhône et de suivre ensuite les digues de ce fleuve jusqu'à l'antique passerelle située vis-à-vis de Saillon ; la promenade ainsi faite est bien plus intéressante.

Au pied de l'éminence sur laquelle est construite le village, un chemin se détache à gauche et conduit aux bâtiments d'exploitation des carrières de marbre : le Cypolin de Saillon a une grande réputation.

Au-delà du village, à une demi-heure environ se trouvent les gorges de Saillon, dont l'accès et l'entrée sauvage offrent une promenade très intéressante.

L'on aperçoit aussi, du pied de la tour de Saxon, les chemins qui conduisent à la montagne, aux prairies verdoyantes, aux bois de sapins : à l'est, c'est Thovassières (à $^3/_4$ h.), les charmantes campagnes de Combérenger ; à l'ouest, c'est Sapinhaut (1 h. $^3/_4$), petit village dont la position est si jolie, et de là, au travers d'une ravissante forêt de sapins, le chalet de la Pleyeux (2 h.), appartenant à Mme Vve Fama. Plus haut, ce sont les montagnes de l'Arbarey (2 h. $^1/_2$), les pâturages des Alpes, le col du Lens (vue magnifique sur Bagnes), la Pierre-à-Voir.

Ce sont les principaux buts de promenade à la montagne. Il est au reste superflu de citer les noms de chaque endroit : le plus souvent, on y part sans but fixé, l'on erre pour ainsi dire à l'aventure, se laissant guider dans sa course par l'attrait d'un site, par le goût du moment. C'est donc ici surtout que la carte dont il a été parlé plus haut, sera appelée à rendre le plus de services.

Les chemins de la montagne étant parfois trouvés un peu raides pour les dames, on peut se procurer facilement par l'intermédiaire du bureau de l'hôtel des guides et des mulets pour les excursions plus éloignées ; ces derniers sont les montures les plus vigoureuses et les plus sûres pour la montagne.

La descente de la Tour se fait par le village de Saxon et celui de Gottfrey. Cette excursion, qui demande deux heures, est à recommander à tout nouvel arrivant qui, ne craignant pas de grimper dès l'abord, veut se rendre compte de ce qu'est le pays où il se trouve.

Passons maintenant aux excursions plus éloignées.

Comme nous l'avons dit, nous ne ferons que les énumérer, en renvoyant pour les détails soit aux guides spéciaux publiés sur le Valais (guide Joanne, Bædecker, etc.), soit aux renseignements précis et complets que le bureau de l'hôtel se fera un plaisir de donner pour chaque cas spécial.

1⁰ Gorges du Trient et cascade de la Pissevache.

Chemin de fer de Saxon à Vernayaz en 30 minutes. — Les gorges et la cascade sont situées à proximité de la gare de Vernayaz. — Entrée aux gorges 1 franc. La course peut se faire en voiture depuis Saxon (1 heure 20).

2⁰ Gorges du Durnand.

Chemin de fer jusqu'à Martigny et de là en voiture — ou mieux en voiture depuis Saxon en 1 heure trois quarts. — Prix d'entrée 1 franc. Ces deux excursions sont très recommandées.

3⁰ Sion.

Petite ville de 5000 habitants, des plus intéressantes ; 30 minutes de Saxon en chemin de fer.

Y monter par l'express qui passe à Saxon vers les 11 heures du matin — déjeuner à Sion. Dans l'après-midi visiter les ruines du château de Tourbillon et l'église antique de Valère qui surplombent la ville ; — musée archéologique — vue magnifique sur le Valais. Visiter l'hôtel de Ville, la cathédrale, la salle Supersaxo (maison de Lavallaz).

Retour à Saxon à 6 heures pour le dîner.

Si l'on veut faire la course en voiture (2 heures), visiter à St-Pierre des Clages l'antique chapelle (la plus ancienne du Valais) datant de 408, et à Ardon l'intéressante fabrique de caractères d'imprimerie en bois de MM. Martin et Compagnie.

4⁰ Sierre

dans une position charmante, au milieu de prairies et de vignobles ;
à 1 heure en chemin de fer, de Saxon ; même horaire que pour
Sion. A dix minutes de Sierre se trouve sur une éminence dominant un charmant petit lac, *l'ancienne Chartreuse de Géronde.*

5⁰ St-Maurice et la grotte des Fées.

Excursion d'une demie journée par chemin de fer. — Visiter à
St-Maurice le trésor de l'abbaye. — La grotte des Fées se trouve
à vingt minutes de St-Maurice.

6⁰ Champex (lac de).

Excursion d'un jour.

L'aller s'effectue en 4 heures depuis Martigny par les gorges du
Durnand ; du sommet de ces gorges part un sentier serpentant au
bord de l'eau, au travers des sapins, jusqu'au lac et à son vallon,
station alpestre dont la renommée s'étend tous les jours davantage. — Déjeuner à l'hôtel de Champex.

La descente s'effectue en 1 heure sur *Orsières* (vallée d'Entremont) et de là par la poste à Martigny. Retour à Saxon par le
dernier train, à 8 heures.

7⁰ La Pierre-à-Voir (un jour).

L'ascension demande 6 heures environ et peut se faire à dos
de mulet jusqu'à 30 minutes du sommet. — Elle n'offre aucun
danger. — En passant au col de Lens, coup d'œil remarquable
sur la vallée de Bagnes.

Grâce à la position isolée du massif de la Pierre-à-Voir, la cîme
en est un point de vue aussi remarquable qu'étendu : le regard
embrasse les chaînes des Alpes valaisannes et bernoises, la chaîne
du Mont-Blanc, et s'étend jusqu'au Jura. — Le coup d'œil sur la
vallée du Rhône et sur les vallées de Bagnes et d'Entremont est
des plus beaux.

La descente demande 2 heures et demie à 3 heures. — On préfère en général la descente en traineaux (45 minutes depuis le point de départ des traineaux)-moyen de locomotion spécial à nos Alpes, fort rapide et très amusant et qui n'offre pas le moindre danger.

8⁰ Le Saint-Bernard.

Excursion de deux jours. Départ de Saxon à 6 heures du matin par chemin de fer jusqu'à Martigny. De là en voiture par Sembrancher, Orsières, Bourg de St-Pierre et la cantine de Proz à l'hospice (9 à 10 h.). L'hospitalité exercée par les moines du St-Bernard est aussi généreuse que désintéressée. — L'hospice (2472 mètres) est l'habitation permanente la plus élevée des Alpes et il est remarquable de voir combien, malgré l'éloignement et les difficultés de communication, tout y est confortable et soigné. L'intérieur de l'hospice contient une chapelle, un musée et une bibliothèque intéressante.

Cette excursion, dont le but est unique, est très recommandée. Le retour se fait par voiture en 4 heures et demie jusqu'à Martigny.

9⁰ Zermatt.

Excursion de deux jours. Cette remarquable station alpestre, qui est actuellement le great attraction des montagnes de la Suisse peut être facilement visitée depuis Saxon.

Chemin de fer jusqu'à Viège, 2 heures; de Viège à Zermatt, 4 heures, par la nouvelle voie ferrée (système à crémaillère) qui remonte la vallée de Viège jusqu'au pied du Cervin. On peut ainsi, en partant de Saxon à 8 heures du matin, arriver à 4 heures à Zermatt et aller coucher le soir même à l'hôtel du Riffel (3 h.). Ce qui permet de faire le lendemain matin, en 2 heures, l'ascension du *Gornergrat*, point de vue peut-être unique en Europe; de redescendre déjeuner à Zermatt, et de prendre, à 2 heures, le train qui vous ramènera à 6 heures du soir à Saxon.

4

10⁰ Chamonix et le Mont-Blanc.

-Excursion de 3 jours. — 8 heures de voiture depuis Martigny par Tête Noire et le col de la Forclaz; on profite de la journée du lendemain pour faire une des nombreuses excursions aussi intéressantes que variées, dont Chamonix est le point de départ; et le 3me jour est consacré au retour.

TARIF DES VOITURES
de l'établissement

des BAINS de SAXON.

Courses pour	Prix	
	1 cheval	2 chevaux
Saxon-le-village	3	5
Riddes	5	8
Saillon et Usines des Marbres	5	8
Gorges de Saillon	8	12
St-Pierre des Clages	8	12
Martigny	8	12
Chamoson	10	15
Ardon	10	15
Gorges du Trient (Cascade Pissevache)	10	15
Gorges du Durnand	12	18
Sion	15	25
St-Maurice	18	30
Bex	20	35

Les voitures restant plus de 6 heures paient la journée entière soit fr. 20 pour 1 cheval et fr. 35 pour 2 chevaux. Le break (contenant 6 personnes) est un quart plus cher.

TARIFS
des guides, porteurs, traineaux et mulets
de l'établissement des Bains de Saxon.

Pour		Mulets	Guides	Porteurs	Traineaux
La Pierre à Voir	Fr.	12	6	6	8
Le Grand Chavalard	,,	27	12	10	—
Le Haut de Cri	,,	30	12	12	—
Chalet de la Pleyeux	,,	5	3	3	—
Le col du Lens	,,	8	4	4	—
Lac des Chasseurs	,,	23	10	10	—
Isérables	,,	10	4	4	—

DISTANCES KILOMÉTRIQUES

des principales stations d'Europe à

_ SAXON-LES_-BAINS (SUISSE).

DE	VIA	KILOMÈTRES
Aarau	Berne-Lausanne	255
Agen	Paris-Lausanne	740
Aigle	—	37
Aix-les-Bains	Genève-Lausanne	216
"	Annecy-Annemasse	203
Alicante	Cette-Tarascon	1580
Amiens	Paris-Lausanne	735
Amsterdam	Utrecht-Cologne	1062
Angoulême	Paris-Lausanne	1049
Annecy	Annemasse-Bouveret	158
Annemasse	Bouveret	69
Anvers	Bâle-Bienne-Lausanne	928
Angers	Paris-Lausanne	943
Appenzell	Zurich-Berne-Lausanne	410
Avignon	Lyon-Genève	536
Baden	Olten-Berne-Lausanne	282
Bâle	Bienne-Neuchâtel	270
"	Olten-Berne	304
Barcelonne	Norbienne-Tarascon-Lyon	1007
Bayonne	Bordeaux-Paris-Lausanne	1387
Belfort	Delle-Lausanne	245
Belgrade	Budapest-Vienne-Arlberg-Zurich	1777
Bellinzona	St-Gotthard	445
Berlin	Francfort-Bâle-Bienne	1106
Berne	Fribourg-Lausanne	174
Berthoud	Berne-Lausanne	207
Besançon	Pontarlier-Lausanne	287
"	Locle-Chaux-de-Fonds	269
Bex	—	28
Beziers	Tarascon-Lyon	707
Biarriz	Bordeaux-Paris-Lausanne	1397
Bienne	—	151
Blois	Paris-Lausanne	782

DE	VIA	KILOMÈTRES
Bologne (Italie)	St-Gotthard	969
Bologne	Mont-Cenis	1097
Bordeaux	Paris-Lausanne	1189
„	Toulouse-Cette	1138
Boulogne (Mer)	Paris-Lausanne	858
Bouveret	—	47
Bourg	Genève	287
Brest	Paris-Lausanne	1214
Breslau	Dresde-Nuremb.-Stuttgart-Zurich	1543
Bruxelles	Bâle-Bienne-Lausanne	887
„	Paris-Lausanne	945
Brigue	—	70
Bucarest	Budapest-Vienne-Arlberg-Zurich	2297
Budapest	Vienne-Arlberg-Zurich	1418
Bulle	Lausanne	136
Cadix	Séville-Madrid-Cette-Tarascon	2441
Caen	Paris-Lausanne	843
Calais	„	902
Cannes	Lyon-Genève	851
Carlsruhe	Bâle-Bienne-Lausanne	454
Cartagène	Barcelonne-Cette-Tarascon	1719
Cette	Tarascon-Lyon	662
Châlon s. Saône	Lyon-Genève	435
Chartres	Paris-Lausanne	692
Chaux-de-Fonds	—	181
Cherbourg	Paris-Lausanne	975
Chiasso	St-Gotthard	501
Clarens	—	53
Clermont-Ferrand	St-Etienne-Lyon	497
Cologne	Strassbourg-Bâle-Bienne	807
Constance	Romanshorn-Berne	408
Constantinople	Varna-Bucarest-Vienne-Arlberg	2645
„	Belgrade-Bucarest-Vienne-Arlb.	2686
Coire	-	434
Cordoue	Madrid-Cette-Tarascon	2155
Chambéry	Culoz-Genève-Lausanne	240
„	Annecy-Annemasse-Bouveret	217
Delémont	Bienne-Lausanne	152

DE	VIA	KILOMÈTRES
Delle	Delémont-Bienne-Lausanne	193
Dieppe	Paris-Lausanne	772
Digne	Grenoble-Chambéry-Lyon	488
Dijon	Pontarlier-Lausanne	350
Dresde	Nuremberg-Stuttgart-Zurich	1273
Evian	Bouveret	69
Evreux	Paris-Lausanne	712
Florence	St-Gotthard	902
„	Mont-Cenis	842
„	Simplon	542
Francfort s. M.	Bâle-Bienne	557
Frauenfeld	Zurich-Olten-Lausanne	348
Fribourg	Lausanne	142
Gape	Grenoble-Lyon	427
Genève	Lausanne	137
Gênes	Mont-Cenis	598
„	St-Gotthard	704
„	Simplon	302
Glaris	Zurich-Olten-Berne	374
Grenade	Cordoue-Barcelonne-Cette	2402
Grenoble	Genève-Lausanne	290
„	Annemasse-Bouveret	267
Hambourg	Hanovre-Francfort-Bâle	1152
Hérisau	Zurich-Olten-Berne	388
Hyères	Marseille-Lyon-Genève	745
Interlaken	Thoune-Berne	230
La Haye	Cologne-Bâle	1067
La Rochelle	Paris-Lausanne	1071
Lausanne	—	76
Le Hâvre	Paris-Lausanne	832
Le Mans	„	815
Lille	Paris-Lausanne	854
Limoges	„	1004
Lisbonne	Madrid-Barcelonne-Cette	2356
Locarno	St-Gotthard	467
Locle	—	189
Lons-le-Saunier	Bourg-Genève	350

DE	VIA	KILOMÈTRES
Lucerne	Langnau-Berne	269
,,	Brunig	305
Lugano	St-Gotthard	475
Lyon	Genève-Lausanne	305
Mâcon	Ambérieux-Genève	323
Madrid	Saragosse-Barcelonne-Cette	1714
Malaga	Cordoue-Barcelonne-Cette	2353
Mantes	Paris-Lausanne	662
Marseille	Grenoble-Annemasse-Evian	414
,,	Lyon-Genève-Lausanne	657
Martigny	--	9
Menton	Lyon-Genève-Lausanne	906
Mezières-Charleville	Paris-Dijon-Lausanne	864
Milan	Simplon	205
,,	St-Gotthard	553
,,	Mont-Cenis	582
Monthey	—	31
Montreux	—	52
Montpellier	Lyon-Genève	634
Monaco	Genève-Lausanne	897
Morges	—	89
Moscou	St-Petersb.-Berlin-Francfort-Bâle	3295
Moudon	—	114
Munich	Lindau-Romanshorn-Zurich	715
Murcie	Barcelonne-Saragosse-Tarascon	1654
Nancy	Belfort-Delle-Lausanne	215
Nantes	Paris-Lausanne	1031
Naples	St-Gotthard	1463
,,	Mont-Cenis	1357
,,	Simplon	1057
Neuchâtel	—	151
Nice	Lyon-Genève-Lausanne	851
Nîmes	Tarascon-Lyon-Genève	585
Nuremberg	Stuttgart-Zurich-Berne	752
Nyon	—	115
Odessa	Krasne-Lemb.-Cracovie-Vienne-Arlberg-Zurich	1425
Olten	Bienne	212

DE	VIA	KILOMÈTRES
Olten	Berne	241
Orléans	Paris-Lausanne	725
Paris	Pontarlier-Lausanne	604
„	Genève-Lausanne	762
Pau	Bordeaux-Paris-Lausanne	1322
Perpignan	Narbonne-Tarascon-Lyon	795
Poitiers	Paris-Lausanne	936
Porto	Madrid-Barcelonne-Cette	2480
Ragaz	—	414
Reims	Paris-Dijon-Lausanne	764
Rennes	Paris-Lausanne	978
Rolles	—	103
Rochefort	Paris-Lausanne	1083
Rome	Florence-St-Gotthard	1218
„	Mont-Cenis	1097
Romanshorn	—	388
Rotterdam	Cologne-Bâle	1055
Rouen	Paris-Lausanne	744
Saragosse	Barcelonne-Cette-Tarascon	1348
St-Brieux	Paris-Lausanne	1066
St-Etienne	Lyon-Genève	363
St-Gall	—	390
St-Maurice	—	24
St-Malo	Paris-Lausanne	999
St-Nazaire	„	1095
St-Petersbourg	Kronenberg-Berlin-Francfort	2686
Schaffhouse	Zurich-Olten-Lausanne	362
Séville	Cordoue-Madrid-Barcelonne-Cette	2455
Sierre	—	33
Sion	—	18
Soleure	Berne-Lausanne	227
Stuttgart	Singen-Zurich-Bienne	560
Strassbourg	Bâle-Bienne	412
Thoune	—	206
Toulon	Lyon-Genève	724
Toulouse	Cette-Lyon-Genève	1282
Tours	Paris-Lausanne	838
Trouville	„	824

DE	VIA	KILOMÈTRES
Turin	Mont-Cenis	432
,,	St-Gotthard	696
,,	Novare-Simplon	255
Valence (France)	Lyon-Genève	311
,, (Espagne)	Barcelonne-Cette-Tarascon	1389
Varsoire	Posen-Berlin-Francfort	2203
Venise	Mont-Cenis	850
,,	St-Gotthard	811
,,	Simplon	470
Versailles	Paris-Lausanne	621
Vernayaz	—	14
Vesoul	Belfort-Delle-Lausanne	277
Vevey	—	58
Viège	—	62
Vienne	Arlberg	1170
Vichy	Lyon-Genève	519
Villeneuve	—	47
Winterthour	Zurich-Olten-Berne	332
Yverdon	—	115
Zermatt	—	98
Zofingen	Olten-Berne	249
Zoug	Lucerne-Berne	297
Zurich	Bienne	276
,,	Berne	305

TAXE DES BILLETS DIRECTS

pour Saxon délivrés par les stations suivantes et vice-versa.

DE	VIA	1re Classe		2me Classe	
		Fr.	Ct.	Fr.	Ct.
Aix-les-Bains	St-Gingolph	24	—	17	75
”	Genève-Lausanne	24	95	18	—
Baden	Aarau-Berne-Lausanne	30	80	21	65
Bâle	Olten-Berne-Lausanne	30	80	21	60
”	Bienne-Neuchâtel-Lausanne	28	85	20	40
Bellegarde	St-Gingolph	17	10	12	60
Berne	Fribourg-Lausanne	18	—	12	65
Cannes	Lyon-Chambéry-Bellegarde-St-Gingolph	89	45	66	80
”	Lyon-Genève-Lausanne	90	45	67	20
Clermont-Ferrand	St-Etienne-Lyon-Bellegarde-St-Gingolph	57	15	42	05
”	St-Etienne-Genève-Lausanne	57	70	42	60
Constance	Romanshorn-Zurich-Berne	42	45	29	70
Dijon	Pontarlier-Lausanne	33	05	24	20
Evian-les-Bains	St-Gingolph	7	35	5	30
Fribourg	Lausanne	14	80	10	40
Genève	”	14	15	9	95
”	St-Gingolph	12	95	9	45
Glaris	Olten-Berne-Lausanne	39	75	28	10
Interlaken	Berne-Lausanne	25	70	18	90
Lausanne	—	7	90	5	55
Lucerne	Berne-Lausanne	31	70	22	20
Lyon	St-Gingolph	32	90	24	40
”	Genève-Lausanne	33	90	24	75
Marseille	Lyon-Chambéry-St-Gingolph	70	65	52	80
”	Lyon-Genève-Lausanne	71	75	53	10
Menton	Lyon-St-Gingolph	96	30	72	05
”	Lyon-Genève-Lausanne	97	20	72	25
Montpellier	Lyon-Chambéry-St-Gingolph	70	05	52	35
”	Lyon-Genève-Lausanne	71	25	52	75
Montreux	—	5	30	3	75
Neuchâtel	Lausanne	15	60	10	95
Nice	Lyon-Chambéry-Bellegarde-St-Gingolph	93	20	69	75
”	Genève-Lausanne	94	30	70	05

DE	VIA	1re Classe		2me Classe	
		Fr.	Ct.	Fr.	Ct.
Nîmes	Lyon-St-Gingolph	64	—	47	80
"	Lyon-Genève-Lausanne	65	—	48	05
Paris	Lyon-St-Gingolph	89	90	67	20
"	Genève-Lausanne	90	95	67	50
"	Pontarlier-Vallorbes	71	70	53	20
Pontarlier	Vallorbes-Lausanne	15	85	11	25
Schaffhouse	Zurich-Aarau-Berne-Lausanne	36	75	25	75
Soleure	Neuchâtel-Lausanne	22	20	15	75
Vichy	Lyon-Bellegarde-St-Gingolph	53	35	39	75
"	Lyon-Genève-Lausanne	54	75	40	35
Zermatt	—	22	45	20	55
Zurich	Aarau-Berne	32	65	23	10

CHAPITRE VII

Bibliographie.

1. — « Sur la présence de l'iode dans l'eau minérale de Saxon (Valais), » par L. Rivier et de Fellenberg.

Premier travail : Bibliothèque universelle de Genève, cahier de septembre 1852, page 59.

Deuxième travail : lu à la Société vaudoise des sciences naturelles, le 2 février 1853. — Lausanne, imprimerie J.-S. Blanchard, aîné.

2. — « Ueber die Existenz des Jodes in der Heilquelle von Saxon, » vorgetragen in der Gesellschaft der Walliser Naturforscher zu Sitten, am 3. Februar und 7. April 1853, durch H. Brauns. Sitten, Buchdruckerei David Rachor.

3. — Revue de Genève du 13 juillet 1853. Article de Pignant.

4. — « Rapport de M. Ossian Henry à l'Académie impériale de médecine, séance du 24 avril 1885. » Extrait de la Gazette des hôpitaux, n⁰ 59.

5. — « Nouvelle analyse chimique de l'eau minérale iodobromurée de Saxon en Valais (Suisse) ; » par M. Ossian Henry père, membre de l'Académie impériale de médecine, etc. Extrait du *Journal de pharmacie et de chimie*, septembre et octobre 1856.

6. — « Notice sur les Bains iodés de Saxon, » par Claivaz et Warnery. Lausanne 1857.

7. — « De l'eau minérale naturelle iodo-bromurée calcaire de Saxon en Valais (Suisse), et de la dolomie qui lui donne naissance ; » par Ossian Henry père, chef des travaux chimiques de l'Académie de médecine. — Paris 1859.

8. — « De l'eau minérale de Saxon dans le canton du Valais, » par Pyrame Morin, à Genève. Extrait de l'*Echo médical*, Neuchâtel, novembre et décembre 1859.

9. — « Saxon-les-Bains, » par Grillet. — Sion 1859.

10. — « De l'eau minérale iodo-bromurée de Saxon, » par M. Ricardi. — Sion 1860.

11. — « Recherches sur les eaux naturelles iodurées et bromurées et en particulier sur l'eau de Saxon en Suisse, » par E. Aviolat, docteur en médecine, ancien interne lauréat des hôpitaux de Paris, etc., etc. — Lausanne 1863.

12. — « De la concentration des eaux minérales naturelles par voie de congélation, » par Ossian Henry, etc. Extrait de la *Gazette médicale de Paris*, 1863.

13. — « Lettres à mon ami X.., sur les eaux iodo-bromo-phosphatées et arsénicales de Saxon-les-Bains, » par le docteur Bergeret, de Saint-Léger, lauréat des hôpitaux de Paris. — Genève 1871.

14. — « De l'eau et de la dolomie de Saxon, » par le Dr Bergeret, de Saint-Léger, médecin des hôpitaux civils de Saint-Etienne. — Genève 1874.

15. — « Une visite aux Bains de Saxon, » par le docteur Constantin James. — Paris 1879.

16. — « Saxon-les-Bains. » Guide par le Dr Jules Boyer. — Nice 1879.

17. — « Rapport sur l'emploi médical de l'eau minérale naturelle de Saxon, » par le Dr E. Reichenbach.

18. — Indications physiologiques et pathologiques de l'emploi de l'eau minérale de Saxon-les-Bains, par le Dr E. Reichenbach.

19. — Notice sur les Bains de Saxon, par le docteur J. Dénériaz. — Sion 1887.

20. — Observations sur les eaux de Saxon. — Rapport présenté à la Société médicale du Valais, par le docteur J. Dénériaz. — Sion 1890.

TABLE DES MATIÈRES